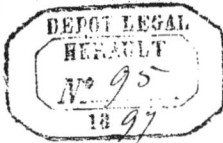 

Dʳ F. LAUTIER

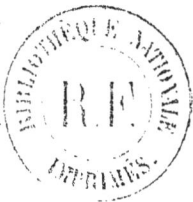

ETUDE

SUR

L'EXTIRPATION DE LA PAROTIDE

DANS LES TUMEURS DE LA LOGE PAROTIDIENNE

Montp. — Typ. Charles Boehm.
10, Rue d'Alger, 10

ÉTUDE

SUR

L'EXTIRPATION DE LA PAROTIDE

DANS LES TUMEURS DE LA LOGE PAROTIDIENNE

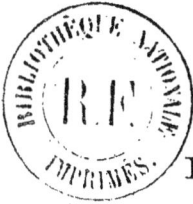

PAR

F. LAUTIER

DOCTEUR EN MÉDECINE

Ancien Interne des Hôpitaux de Nimes

MONTPELLIER

TYPOGRAPHIE ET LITHOGRAPHIE CHARLES BOEHM

ÉDITEUR DU NOUVEAU MONTPELLIER MÉDICAL

10, RUE D'ALGER, 10

—

1897

A LA MÉMOIRE DE MON PÈRE

F. LAUTIER.

A MA MÈRE

A MON FRÈRE ET A MA BELLE-SŒUR

A MON ONCLE V. LAUTIER

A MA MARRAINE

F. LAUTIER.

A MES MAITRES DES HOPITAUX DE NIMES

A MES AMIS

F Lautier.

ETUDE

L'EXTIRPATION DE LA PAROTIDE

DANS LES TUMEURS DE LA LOGE PAROTIDIENNE

INTRODUCTION

L'extirpation de la parotide est une opération qui a de tout temps effrayé les chirurgiens. La profondeur de la région dans laquelle on opère, la multiplicité des vaisseaux qui la sillonnent, le voisinage des importants paquets vasculo-nerveux, expliquent l'hésitation des opérateurs. Certains même rejettent nettement l'extirpation de la parotide, qui est, disent-ils, une opération la plupart du temps inutile, toujours dangereuse pour le malade.

Pourtant cette opération a été souvent faite. Et même, beaucoup de faits, donnés comme des exemples d'extirpation de cette glande, sont des cas absolument incomplets, dans lesquels la parotide n'a pas été enlevée en totalité.

Dans sa remarquable thèse de 1841, Bérard a rassemblé 52 observations ; après avoir éliminé toutes celles qui ne sont pas des cas indiscutables d'extirpation totale, il en reste six dans lesquelles le doute n'est pas possible, la glande a été enlevée en entier. Nous avons retrouvé nous-même dans la littérature chirurgicale de nombreux faits de ce genre.

Nous avons eu la bonne fortune de voir M. le professeur Forgue extirper une parotide carcinomateuse.

Vu la pénurie des sujets, nous avons pensé qu'il y avait là matière pour notre travail inaugural.

Dans un article paru dans la *Gazette des Hôpitaux* (mars 1895), M. le docteur Faure, prosecteur de la faculté de Paris, a remis cette question à l'ordre du jour. Comme lui, nous traiterons le sujet au point de vue purement anatomique et opératoire. Nous tâcherons d'établir que l'extirpation des tumeurs de la parotide peut être totale, et en suivant pas à pas la dissection nous nous efforcerons de signaler les difficultés opératoires que le chirurgien peut avoir à surmonter.

Mais, avant d'entrer dans notre sujet, nous sommes heureux de nous acquitter des dettes de reconnaissance contractées durant nos études.

En quittant la faculté de Montpellier, nous tenons à remercier tous nos maîtres pour la bienveillance qu'ils nous ont témoignée et les savantes leçons que nous avons reçues d'eux.

M. le professeur Forgue nous a inspiré ce sujet et nous a aidé de ses conseils. Il nous fait un grand honneur en acceptant la présidence de notre thèse : nous lui exprimons notre respectueuse gratitude.

Nous garderons un bien précieux souvenir de notre temps d'internat, à l'Hôtel-Dieu de Nîmes. Nous y avons trouvé des maîtres éminents qui ne nous ménagèrent ni leurs bons conseils, ni leur sympathie. Qu'ils reçoivent nos remerciements.

Merci en particulier à M. le Dr Reboul et à M. le Dr de Parades, pour l'amitié dont ils nous honorèrent.

CHAPITRE PREMIER

Historique.

———

Avant la thèse de Bérard (1841), on trouve peu de faits se rapportant à des cas d'extirpation de la parotide. Les chirurgiens ne tentent guère cette opération, et les quelques observations que l'on rencontre ne sont guère concluantes : pour la plupart d'entre elles, il est probable que l'extirpation de la glande n'a pas été faite, du moins complètement.

Il est certain qu'au siècle dernier, l'opération avait été laissée entre les mains des empiriques, qui ne sauvaient pas toujours leurs malades ; témoin cet étudiant qui, en 1733, se confie aux soins d'un chirurgien charlatan pour une tumeur de la parotide. Le charlatan opère et le malade meurt d'hémorrhagie.

Il existe plusieurs observations d'Acrel, qui remontent à 1754. Cet opérateur est surtout préoccupé par la peur d'ouvrir les vaisseaux. Dans tous les faits qu'il rapporte, la carotide fut ouverte ; des hémorrhagies abondantes survinrent. Acrel se servait d'une éponge cirée pour arrêter l'hémorrhagie. Nous sommes encore loin de l'ère antiseptique.

Dans les *Annales de la Société de médecine pratique de Montpellier*, de 1807, nous retrouvons deux observations d'extirpation de la parotide. Ces deux opérations, suivies de succès, avaient été faites par Pamard, l'une le 15 avril 1799 ; l'autre en 1801. Aucun gros vaisseau ne paraît avoir été ouvert, car l'hémorrhagie fut très peu abondante.

Dans sa thèse inaugurale (1803), Murat traite : « La glande

parotide considérée sous les rapports anatomiques, physiologiques et pathologiques ». Dans ce travail, il est partisan de l'extirpation. Mais, en 1819, il a changé sa manière de voir et voici comment il s'exprime dans le *Dictionnaire des sciences médicales* : « Je dois dire que la section de la parotide est insuffisante et non exempte de dangers ; je pense que l'ablation entière de cette glande est impossible, et que, si l'on avait la hardiesse d'entreprendre une opération semblable, on compromettrait la vie de l'individu qu'on voudrait y soumettre. »

Heister, à cette même époque, dit que l'extirpation est une opération facile à exécuter et exempte de dangers ; il appuie son opinion sur un grand nombre de succès tirés de sa pratique.

Warren, le père, pratiqua en 1804 l'extirpation de la parotide pour une tumeur, sur un avocat du Maine.

En 1806, Cullerier rapporte l'observation d'une extirpation de la parotide pratiquée par David Herel. Nous y lisons ce détail curieux : « la peau fut détruite par un caustique composé de chaux vive et de cendres de sarments, les eschares étant détachées, la tumeur fut séparée. »

Plus nous avançons, plus les observations se multiplient, et nous ne pouvons les rapporter toutes.

Nous signalerons l'observation du Dr Berndt, médecin du Cercle, à Cüstrin, qui enlève une parotide avec succès en 1823. Une remarquable observation de Béclard remonte à 1823 et paraît tout à fait probante. Avec elle nous avons trouvé dans le travail de Bérard, un fait de Gensoul qui est de 1826, un autre de Lisfranc (1826), un de Smith (1836), un enfin de Randolph (1839). Ces cinq observations sont considérées par Bérard comme des exemples incontestables d'extirpation de la parotide.

Signalons aussi une intervention de Waren, de Boston, en 1837. Ce chirurgien opéra son malade, après avoir tenté sans succès de lier préalablement la carotide.

En 1841, paraît l'excellente thèse du Dr Bérard. Ce travail de médecine opératoire est fait pour guider les chirurgiens. Le manuel opératoire y est très longuement décrit : les indications et contre-indications parfaitement discutées. Bérard se montre partisan convaincu de l'extirpation dans les cas de tumeur de la parotide.

Depuis cette thèse, les travaux sont nombreux. Nous nous contentons de rappeler les principaux ; bien entendu, nous n'envisageons que ceux qui ont trait à la chirurgie de la région parotidienne.

C'est d'abord une communication de Monod à la Société de chirurgie en 1849. Il rapporte une observation, et après lui Nélaton, Huguier, Denonvilliers discutent sur la blessure possible de la carotide externe pendant l'opération.

En 1851, la Société de chirurgie reprend la question, au sujet du mémoire de Gensoul, dans lequel se trouvent deux faits d'extirpation totale de la parotide.

Un travail important à lire est le mémoire publié par Triquet, en 1852, dans les *Archives générales de Médecine*. A la suite de dissections nombreuses, cet auteur démontre qu'on peut enlever totalement la parotide sans blesser ni la carotide externe, ni le nerf facial.

Nous devons dire aussi un mot du rapport de Malgaigne à l'Académie de médecine en 1858. Le Dr Michelina de Caracas avait extirpé une parotide : l'observation de ce fait fut publié par un étudiant qui avait assisté à l'opération. Plusieurs confrères émirent des doutes sur cette intervention : d'où discussion entre les diverses sociétés savantes de Caracas. Le débat fut porté devant l'Académie de médecine, et Malgaigne fut chargé du rapport. Nous verrons plus loin quelles furent ses conclusions.

En 1863, Verneuil relate à la Société de chirurgie un cas d'extirpation de la parotide pour une tumeur récidivée : il avait fait la ligature préventive de la carotide. Une longue discussion suivit sur ce dernier sujet. Verneuil et Richet y prirent une grande part.

Nous ne pouvons signaler ici toutes les observations connues aujourd'hui d'extirpation de la parotide. Cette opération est maintenant souvent entreprise. Cependant, certains chirurgiens y sont encore opposés. Tillaux la déconseille.

Nous allons essayer, dans le cours de ce travail, de bien établir dans quels cas on doit la tenter. Sans partager l'optimisme de Bérard, nous croyons que cette opération peut être souvent faite : il ne faut pas abandonner les malades atteints de tumeur de la parotide ; dans beaucoup de cas, on peut leur rendre la santé et la vie.

CHAPITRE II

Anatomie de la région parotidienne.

Le manuel opératoire de l'extirpation de la parotide nécessite une connaissance approfondie de l'anatomie de la région. Ainsi que nous allons le voir, le chirurgien opère ici dans une zone excessivement dangereuse ; il doit coloyer des organes importants dont la blessure peut avoir des conséquences fatales pour le malade : de plus, il opère dans des régions profondes où il ne peut voir exactement ce qu'il fait : par conséquent, il lui est indispensable de connaître parfaitement l'anatomie. Aussi croyons-nous devoir résumer dans une description succincte les dispositions principales de la région parotidienne.

La région parotidienne est située sur la paroi latérale du cou. C'est ce sillon formé en avant de la saillie du muscle sterno-mastoïdien, entre ce muscle et le bord postérieur de la branche du maxillaire inférieur, au-dessous du pavillon de l'oreille, qui recouvre même la moitié supérieure de la région.

Ses limites sont : en haut le conduit auditif, en avant le bord postérieur de la branche du maxillaire, en arrière l'apophyse mastoïde et le muscle sterno-mastoïdien, en bas une bandelette fibreuse étendue de l'angle de la mâchoire au bord antérieur du sterno-mastoïdien. Signalons, en passant, que la forme et les dimensions varient suivant la position du maxillaire inférieur: cette notion peut trouver son importance dans la chirurgie de la région.

Ainsi, lorsque la mâchoire s'abaisse, par suite de l'éloignement
du condyle, la capacité de la loge parotidienne augmente en haut
mais diminue en bas, par suite du rapprochement de l'angle du
maxillaire vers le bout du sterno-mastoïdien. En outre, si on
porte l'os en avant, de façon à placer les incisives inférieures au-
devant des supérieures, l'échancrure parotidienne s'agrandit de
près d'un centimètre dans toute sa longueur.

Les limites que nous venons de voir sont extérieures. La
glande parotide est contenue dans une véritable cavité que nous
devons rapidement étudier : c'est la *loge parotidienne*.

Pour bien voir la disposition de cette loge sur une dissection,
il faut soigneusement enlever la glande parotide avec ses vaisseaux
et ses nerfs, mais sans toucher au feuillet profond de l'aponévrose.

On voit alors au fond de la préparation l'apophyse styloïde avec
les muscles qui en partent, en arrière le ventre postérieur du
digastrique, puis le sterno-mastoïdien. Entre l'apophyse styloïde
et le muscle ptérygoïdien interne, on n'aperçoit plus de feuillet
fibreux : en ce point, la loge parotidienne est ouverte et communique avec un tissu cellulaire qui est sur la partie latérale du
pharynx : le doigt, introduit dans cette cavité, sent au fond la flac-
cidité du pharynx. C'est dans cet arrière-fond que s'insinue un
prolongement important de la glande, le prolongement pharyngien. Richet signale en outre la présence d'un ganglion lymphatique qui se trouve parfois entre la glande et la paroi du pharynx.

Voyons maintenant comment se comporte dans les autres
points l'aponévrose parotidienne. Partie du bord antérieur du
muscle sterno-mastoïdien, cette aponévrose passe comme un pont
au-dessus du creux parotidien et va se continuer sur le masséter.
Au niveau du bord antérieur du muscle sterno-mastoïdien, elle
envoie en même temps un feuillet profond qui va passer sous la
glande, recouvrir le digastrique, les muscles stylo-hyoïdien, stylo-
glosse, l'apophyse styloïde : il se fixe en haut à la face inférieure

du conduit auditif ; puis, continuant à faire le tour de la loge, ce feuillet aponévrotique tapisse la face postérieure du muscle ptérygoïdien interne, recouvre le bord postérieur de la branche du maxillaire et finalement rejoint le feuillet superficiel et forme avec lui l'aponévrose massétérine.

Il nous reste à savoir comment est fermée la loge parotidienne en haut et en bas. En bas, l'aponévrose se confond avec la bandelette fibreuse qui s'étend horizontalement du bord du sterno-mastoïdien à l'angle de la mâchoire et qui sépare la région parotidienne de la région sous-maxillaire ; elle se recourbe et se réfléchit ensuite se confondant avec l'aponévrose profonde qui recouvre les muscles styliens ; la loge est donc complètement fermée en bas. En haut, l'aponévrose superficielle se fixe à l'arcade zygomatique et à la portion fibro-cartilagineuse. L'aponévrose profonde s'applique à la base de l'apophyse styloïde : au lieu de rejoindre l'aponévrose superficielle, elle s'insère à la face inférieure du temporal : elle est séparée de l'aponévrose superficielle par l'espace compris entre l'arcade zygomatique et la base de l'apophyse styloïde. La loge parotidienne est complètement ouverte en haut. Il en résulte que la glande parotide se trouve en ce point en rapport immédiat avec la portion cartilagineuse du conduit auditif externe. Cette disposition nous explique bien que certaines tumeurs de la parotide puissent se prolonger dans le conduit auditif. Il en était ainsi chez une malade que nous avons observée dans le service de M. le professeur Forgue et qui fut opérée le 15 juin dernier : cette femme présentait une énorme tumeur de la région parotidienne gauche, qui s'était développée dans la partie supérieure, avait perforé le conduit auditif externe et fait issue au dehors. Nous avons retrouvé une disposition analogue signalée dans plusieurs observations, notamment dans une de Béclard (1823) et une de Gensoul (1847).

Cette vue rapide de l'aponévrose parotidienne nous permet de nous faire une idée exacte de la loge. C'est une cavité rappelant dans son ensemble la forme d'un prisme triangulaire dont la base serait dirigée vers la peau et dont le sommet correspondrait au pharynx ; en ce point, se trouve l'ouverture faisant communiquer cet organe avec la cavité.

Telle est la loge parotidienne. La glande s'y moule à peu près exactement. Nous n'avons pas à étudier sa structure. Ce qu'il nous importe de connaître, ce sont les rapports de la glande avec la capsule aponévrotique et avec les organes importants contenus avec elle dans la loge.

L'aponévrose superficielle est moins épaisse, moins résistante que l'aponévrose profonde. A la partie externe, celle qui répond à la peau, la glande est unie au feuillet aponévrotique qui la recouvre par des tractus fibreux qui pénètrent dans son intérieur et la sillonnent en tous sens. Aussi la dissection de la glande est en ce point très difficile ; on reste en dehors de la loge parotidienne et on enlève le feuillet aponévrotique. En avant, au niveau du masséter, la glande se détache très facilement de l'aponévrose.

Dans la partie rétro-maxillaire, la glande est presque libre : de l'angle de la mâchoire jusqu'au col du condyle, il est très facile de la détacher de sa gaîne : il y a même entre la face antérieure de la glande et le bord postérieur du maxillaire, une nappe de tissu conjonctif lâche, sorte de coussinet, de synoviale destinée à faciliter les glissements de l'os sur la glande. Dans les cas de tumeurs, lorsque la néoplasie envahit cette couche, il est facile de comprendre que les mouvements de la mâchoire deviennent difficiles.

Plus haut, au niveau de l'articulation temporo-maxillaire, la parotide adhère au ligament postérieur d'une façon assez intime pour rendre la dissection difficile.

A sa face profonde, la glande parotide correspond au pharynx, à l'apophyse styloïde et aux muscles qui en partent, à la carotide interne, à la jugulaire, aux nerfs pneumogastrique, glosso-pharyngien, spinal et grand hypoglosse. Nous avons déjà vu cette région. Ici, l'aponévrose profonde qui sépare la glande de ces organes si importants est résistante, mais la dissection est facile. En avant de l'apophyse styloïde, il n'y a pas de feuillet fibreux ; nous avons déjà vu qu'en ce point la cage parotidienne communique avec le tissu cellulaire qui est sur les côtés du pharynx ; c'est l'espace sous-glandulaire de Sebileau. Parfois la glande envoie un prolongement dans cet espace : c'est le prolongement pharyngien ; il est libre, non adhérent, flottant pour ainsi dire dans l'atmosphère cellulo-graisseuse qui le sépare du pharynx.

Au niveau du digastrique, la glande n'adhère pas trop à sa gaine et est facilement décollable, mais au-dessous de l'aponévrose, il y a des organes qu'il faut connaître : c'est la jugulaire interne qui recouvre la carotide interne. A ce niveau, ces vaisseaux sont assez superficiels. Immédiatement en arrière d'eux, on sent la saillie de l'apophyse transverse de l'atlas, saillie encore plus accentuée quand on porte fortement la tête en rotation externe du côté opposé.

Il nous reste, pour avoir fait tout le tour de la glande, à voir ses rapports avec l'aponévrose en arrière, au niveau du bord antérieur du sterno-cléido-mastoïdien. Ici l'adhérence est solide, l'aponévrose est très épaisse ; elle est unie à la glande par un tissu cellulaire très dense, dans lequel plongent les lobules glandulaires. Aussi est-il impossible de détacher la glande de l'aponévrose.

Nous connaissons bien les rapports de la parotide avec la gaine qui l'entoure. Avant d'étudier les vaisseaux de la loge parotidienne, nous devons dire quelques mots des prolongements de la glande. Outre le prolongement pharyngien qui nous a déjà occupé, il y a un prolongement qui recouvre en partie la face externe du masséter : quelques auteurs l'ont appelé *parotide accessoire* ; il accompagne le canal de Sténon pendant un certain trajet ; ce prolongement est recouvert par l'aponévrose, mais elle en est facilement détachée. Il existe un autre prolongement en arrière

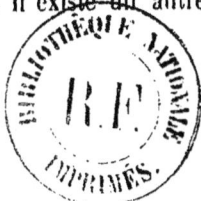

2

entre les muscles sterno-mastoïdien et digastrique, assez facile à détacher.

Avec la glande, il y a dans la loge parotidienne des vaisseaux et des nerfs qu'il est nécessaire de bien connaître. Les artères sont très nombreuses. Elles proviennent d'un tronc commun, la carotide externe.

La *carotide externe* pénètre dans la loge parotidienne en arrière de l'angle du maxillaire : elle n'occupe que les deux tiers supérieurs de la loge. Son trajet est sensiblement parallèle au bord postérieur de la branche du maxillaire. Dans l'intérieur de la loge parotidienne, elle donne naissance à des branches nombreuses rayonnant en tous sens, ces branches sont : les *artères occipitale* et *auriculaire postérieure*, qui se dirigent en arrière, les *artères parotidiennes* qui se portent dans toutes les directions. La carotide externe se divise, à un travers de doigt au-dessous du condyle, en deux troncs terminaux, la *maxillaire interne* et la *temporale superficielle*. Rappelons que la carotide externe est séparée des vaisseaux et nerfs profonds par le feuillet aponévrotique, par l'apophyse styloïde et les muscles qui forment le bouquet de Riolan. L'apophyse styloïde sera donc un point de repère précieux ; il suffira de mettre le doigt au fond de la plaie et de sentir cette apophyse pour avoir une garantie contre la blessure de l'artère.

Les rapports de la carotide avec la glande sont variables. Tantôt elle est entourée de tous côtés par le tissu glandulaire qui lui forme alors un canal complet ; d'autres fois, elle est logée dans un simple sillon creusé sur sa face profonde, et est, dans ce cas, en rapport avec la paroi du pharynx.

Pour la plupart des auteurs, cette dernière disposition est exceptionnelle. Meckel dit, en effet, que la glande recouvre l'artère. Pour Sappey, la carotide externe répond à la glande parotide qui, le plus souvent l'entoure de tous côtés. Quant à la seconde disposition, cet auteur la déclare très exceptionnelle, et ajoute que, sur huit individus examinés avec beaucoup de soin, elle n'existait ni d'un côté, ni de l'autre.

Cependant la rareté de cette disposition de la carotide n'a pas toujours été admise.

Nous extrayons du *Bulletin de la Société de chirurgie de Paris*, de 1849, le compte rendu suivant :

« M. Monod lit une observation d'extirpation de cancer de la glande parotide. Il fait remarquer la facilité avec laquelle l'opération a pu être achevée, en prenant le soin de disséquer la tumeur de bas en haut. L'artère carotide externe n'a pas été coupée. M. Monod croit qu'elle est rarement intéressée, et qu'en conséquence il n'est pas nécessaire de lier préalablement la carotide primitive. »

Nélaton disait à cette même séance : « Au moment où M. Bérard eut à faire une thèse sur les tumeurs de la région parotidienne, il me pria de faire quelques dissections ; je constatai alors que tantôt l'artère était enveloppée de tous côtés ; tantôt, au contraire, elle était en rapport seulement avec une gouttière de la glande, d'où il était possible de l'énucléer assez facilement. »

Gosselin ajoutait : « La seconde disposition, celle dans laquelle l'artère est entourée d'une gouttière de la glande, est certainement la plus fréquente. Ce qui a souvent induit en erreur, c'est que les deux bords de la gouttière se trouvent parfois réunis au côté interne de la glande par du tissu cellulaire, qui donne l'apparence d'un canal complet, mais qui n'empêche pas de faire sortir la glande sans toucher à l'artère. »

Dans un mémoire publié en 1852 dans les *Archives générales de Médecine*, Triquet étudie longuement les rapports de la parotide avec les artères et les nerfs.

D'après ses dissections, il distingue quatre variétés de rapports entre la carotide externe et la glande.

« La plus fréquente est celle dans laquelle la glande ne fournit qu'une simple gouttière à la carotide : et dès ici, qu'il me soit permis de dire par avance qu'au sommet de la glande, à sa partie la plus profonde, là où elle reçoit l'artère dans un demi-canal, se rencontrent presque constamment un ou deux petits ganglions lymphatiques. Leur position n'est pas toujours la même, elle peut varier de quelques lignes, et alors ils se trouvent parfois sur les bords de la gouttière glanduleuse, ou du moins bien près.

Or, tous les chirurgiens savent que ces ganglions sont assez souvent le siège de maladies.

Mais, en raison de leurs rapports, leur volume ne pourra s'accroître sans éloigner, repousser ou aplatir en même temps et l'artère et les lèvres de la gouttière qui l'enveloppent plus ou moins complètement.

Dès lors, on comprend que, dans ces cas, la parotide soulevée de dedans en dehors, du fond de l'excavation vers sa surface, par une masse ganglionnaire, a pu être enlevée sans blessure de la carotide externe, qui se trouvait repoussée en sens inverse ; et puis, n'est-il pas possible que, par une dissection soignée, ou plutôt par énucléation (et c'est ainsi qu'on procède le plus souvent), le doigt du chirurgien ait pu détacher le sommet canaliculé de la glande en respectant l'artère, beaucoup plus solidement fixée que l'organe protecteur ? »

Dans la deuxième variété, le sommet de la glande fournit un canal complet. Ici, l'artère a dû être nécessairement divisée quand la parotide a été enlevée en totalité.

Dans la troisième variété, l'artère est cachée par le bord postérieur de la mâchoire inférieure. On ne peut, ici, atteindre le vaisseau sans dépasser les limites de la région.

Enfin, dans une quatrième disposition, l'artère contenue dans une gaine celluleuse serait complètement isolée de la parotide, et passerait en avant et en dedans du sommet de la glande.

« Cette disposition, dit Richet, doit être bien rare, car je ne sache pas qu'aucun autre anatomiste l'ait rencontrée ; et, cependant, d'après Triquet, elle serait assez fréquente, puisque, sur vingt dissections, il l'aurait rencontrée quatre ou cinq fois. Le plus ordinairement, *pour ne pas dire presque constamment*, la carotide externe pénètre dans le tissu même de la glande ».

C'est, du reste, l'avis de la grande majorité des auteurs.

En 1858, la question fut traitée à l'Académie de médecine. Le Dr Michelina, de Caracas, avait extirpé une parotide pour une tumeur. L'observation, publiée par un étudiant en médecine, souleva une vive discussion qui divisa le corps médical de la République de Vénézuela. D'un côté, s'était rangée l'Académie des sciences physiques et naturelles de Caracas ; de l'autre, l'Université de la même ville. Finalement, on en appela à l'Académie de médecine de Paris, qui avait, entre autres questions, à répondre à celle-ci : « L'extirpation complète de la parotide est-elle impossible sans diviser la carotide externe et le nerf facial ? »

M. Malgaigne fut chargé du rapport, et sa conclusion sur cette question fut la suivante : « Dans certains cas exceptionnels, en vertu d'anomalies constatées par les dissections, on peut enlever complètement la glande parotide sans léser la carotide externe ».

Dans les nombreuses observations que nous avons pu retrouver, le plus souvent la carotide externe a dû être liée et coupée.

M. le professeur Forgue a pratiqué huit fois l'extirpation de la glande parotide, et deux fois seulement il a pu conserver la carotide, notamment chez la malade qu'il opéra dans son service, le 15 juin dernier. On voyait, en effet, chez elle, la loge parotidienne absolument vidée, et au fond on apercevait nettement les battements artériels.

Ainsi donc, nous nous rangeons à l'avis de la majorité des auteurs, et nous considérons comme exceptionnels les cas où l'artère ne passe pas en plein tissu glandulaire.

Avec Tillaux, nous concluons que l'artère carotide externe et ses branches sont situées dans l'épaisseur de la glande parotide, qu'elles y adhèrent intimement, en sorte que leur dissection, très difficile déjà sur le cadavre, est à peu près impossible sur le vivant.

Les branches terminales de la carotide externe sont la maxillaire interne et la temporale superficielle. Elles naissent à un travers de doigt au-dessous du condyle. La temporale se rapproche insensiblement de la face superficielle de la parotide, et se porte vers la racine de l'arcade zygomatique, en se dirigeant toujours verticalement. Quant à la maxillaire interne, elle s'infléchit en avant, gagne le col du condyle, au-dessous duquel elle s'engage. Dans la dissection de la glande, Faure décrit un pédicule sous-condylien, qui pénètre dans la parotide. Ce pédicule est formé d'un grand nombre de veines, au milieu desquelles rampe la maxillaire interne ; ce pédicule est profondément caché derrière le bord maxillaire.

Les artères contenues dans la loge parotidienne sont flexueuses et accompagnées de nombreuses veines. Tous ces vaisseaux sont confondus avec le tissu de la glande d'une façon si intime qu'il est bien difficile de ne pas les intéresser en enlevant la glande.

La *carotide interne* présente des rapports très importants avec la glande parotide : elle nécessite tant d'attention de la part du chirurgien pour ne pas être blessée, que nous devons en dire quelques mots.

Au niveau de la loge parotidienne, la carotide interne répond, en avant, à la carotide externe, aux muscles styliens et à l'espace triangulaire que limitent, d'une part, le pharynx, de l'autre la branche de la mâchoire et le ptérygoïdien interne ; en dehors, à la veine jugulaire interne, au glosso-pharyngien, au pneumogastrique et au grand hypoglosse qui, d'abord postérieur au vaisseau, lui devient ensuite externe et antérieur : en dedans, aux parties latérales du pharynx.

Par conséquent, dans la dissection des parties profondes, on a constamment l'artère sous le doigt, et le moindre coup de bistouri maladroitement donné expose à une hémorrhagie foudroyante.

Heureusement, il y a en cette région un point de repère précieux : c'est la saillie de l'apophyse transverse de l'atlas qui, nous l'avons vu, se perçoit derrière les muscles styliens. La carotide interne et la jugulaire passent immédiatement en avant.

Les *veines* de la région sont très nombreuses et suivent en général le trajet des artères. La plus importante est la veine jugulaire externe, située avec l'artère au milieu du tissu glandulaire. La veine jugulaire externe est forcément sacrifiée dans la dissection de la parotide.

En outre, elle communique avec la jugulaire interne, dans l'épaisseur de la parotide, par une branche quelquefois très considérable, *branche communicante*.

La veine jugulaire interne suit la carotide interne, le nerf pneumogastrique est situé en arrière d'elle et de l'artère carotide primitive, entre l'artère et la veine.

De tous les *nerfs* compris dans la loge parotidienne, un seul doit nous occuper, c'est le *nerf facial*.

Ce nerf, sorti du trou stylo-mastoïdien, s'infléchit en avant et s'introduit dans la parotide par sa partie moyenne et postérieure ; il traverse la glande d'arrière en avant et de dedans en dehors, et dans le milieu de son trajet parotidien se divise en deux branches principales, l'une cervico-faciale, qui affecte une marche descendante, l'autre temporo-faciale, qui se porte en haut, vers la région temporale. Les rameaux émanant de ces deux branches sortent de la glande, et s'étalent en éventail sur la face et le cou : un seul se porte en arrière, aux muscles de l'oreille ; trois autres se détachent de la partie interne pour se jeter dans les muscles stylo-glosse, stylo-hyoïdien et digastrique.

La section du nerf facial est à peu près inévitable dans l'extirpation de la parotide. Tandis que nous avons trouvé des observations dans lesquelles on a opéré sans blesser la carotide externe, jamais on n'a pu conserver intact le facial et l'ablation de la parotide a été suivie de paralysie faciale.

Cependant, dès 1857, Nœgelé avait prétendu qu'on pouvait enlever la parotide sur le cadavre sans couper le nerf facial, et disait même l'avoir fait avec succès sur un malade et sans paralysie faciale.

Triquet dit avoir rencontré, pour le nerf facial, 3 variétés de rapports : tantôt, au lieu de s'enfoncer dans la glande, le nerf gagne immédiatement son bord antérieur ; il est encore à demi couvert par quelques granulations, mais déjà il peut en être séparé sans effort et sans déchirure. D'autres fois, il est tout simplement accolé à la face profonde de la glande. La parotide aurait donc pu être enlevée ici, sans autre section que celle de filets peu importants.

« Parce que l'hémiplégie viendrait à manquer, dit Triquet, faudrait-il en conclure que la glande n'a pas été enlevée? Non assurément, car le malade peut offrir une des variétés précédentes.»

Enfin, dans un cas unique, Triquet a trouvé un tout petit ganglion lymphatique, placé entre le tronc du nerf et la glande. Si ce ganglion se fût engorgé, il aurait rejeté le nerf en dedans, la glande en dehors, et celle-ci eût encore pu être extirpée sans lésion de l'autre.

Ces conclusions de Triquet n'ont pas été partagées par les auteurs. Aucun autre anatomiste n'a retrouvé les dispositions qu'il donne au nerf facial. D'un autre côté, toutes les observations, avons-nous déjà dit, qui se rapportent à de vraies extirpations de la parotide mentionnent l'hémiplégie faciale post-opératoire. En sorte que nous pouvons considérer comme une anomalie les dispositions indiquées par Triquet. Le nerf facial est bien entouré de tous côtés par le tissu glandulaire et l'extirpation de la parotide entraine sa section.

Nous devons, pour terminer, dire un mot des *ganglions lymphatiques*. On peut les distinguer en superficiels et profonds, tous situés sous l'aponévrose, dans l'intérieur de la loge parotidienne. Les premiers, appliqués à la face externe de la parotide, se rencontrent au-devant du tragus et sur le bord postérieur de la glande, ils reçoivent les lymphatiques qui émergent du pavillon et du conduit auditif externe ; des ganglions profonds sont disséminés dans le tissu de la parotide elle-même, et c'est à eux que viennent se rendre les lymphatiques de la partie antérieure du cuir chevelu et de la face. Enfin, il y a des ganglions plus profonds, situés en dehors de la loge parotidienne, dans le tissu cellulaire rétro-pharyngien, qui reçoivent les lymphatiques de l'isthme du pharynx et du voile du palais.

Telles sont les principales dispositions anatomiques de la loge parotidienne. Ces notions étaient nécessaires avant d'entreprendre le manuel opératoire de la dissection et de l'ablation de la parotide. Nous avons insisté surtout sur les rapports de la glande avec l'artère carotide externe et le nerf facial, parce que, de tout temps, la discussion a porté sur ces deux questions :

Peut-on extirper la parotide sans blesser la carotide externe, parconséquent sans s'exposer à une hémorrhagie grave ?

La section du nerf facial est-elle inévitable, et le malade est-il forcément voué à la paralysie ?

Nous aurions voulu établir nos conclusions sur une série de dissections personnelles, de façon à n'apporter dans notre travail que les résultats de nos observations. Nous avons dû malheureusement renoncer à cette idée et donner ici l'opinion des auteurs.

Avant d'aborder le chapitre de la technique opératoire, nous devons rapidement discuter les indications et les contre-indications de l'opération.

CHAPITRE III

Indications et contre-indications

___

Nous n'avons en vue ici que l'extirpation de la parotide dans les cas de néoplasme.

Certains auteurs sont opposés à cette opération, parce que, disent-ils, elle n'est pas possible ; elle est toujours incomplète ; on abandonne ordinairement le prolongement pharyngien, « ainsi que le démontrent les autopsies qui ne tardent généralement pas à suivre l'opération (Tillaux) ».

Burns injectait du mercure par le canal de Sténon, et poussait l'injection jusque dans les plus fins lobules de la glande : puis, disséquant avec le plus de soin possible, il voyait ruisseler le mercure de la surface des incisions ; c'était la preuve que la glande avait été blessée et que quelques lobules avaient dû être abandonnés par la dissection.

Tillaux prétend que l'ablation est inutile : le plus souvent, lorsqu'il n'y a pas d'accidents immédiats, le malade succombe à une récidive, car l'opération a été forcément incomplète. Aussi conclut-il de cette façon : « L'extirpation de ces tumeurs étant inutile lorsqu'elle est incomplète, à peu près fatalement mortelle lorsqu'elle est totale, je considère qu'on ne doit pas la tenter ».

D'un autre côté, A Bérard, dans sa thèse de 1841, s'efforce de démontrer la possibilité de l'opération. Il va même très loin, car pour lui, « ni le volume, ni l'adhérence de la tumeur, ni l'ulcération de la peau, ne doivent être considérées comme des contre-indications ».

Entre ces opinions extrêmes que faut-il penser? Nous sommes loin de partager l'enthousiasme de Bérard. Nous essayerons de démontrer qu'il y a de vraies contre-indications à l'opération. Mais, en revanche, nous ne suivrons pas le conseil de Tillaux et nous opérerons certaines tumeurs de la parotide.

En présence d'une tumeur de la région parotidienne, la première question à nous poser est la suivante : cette tumeur est-elle réellement située dans l'intérieur de la loge parotidienne ?

Il y a, en effet, des tumeurs pouvant se développer dans le voisinage, repousser la glande vers l'extérieur et faire commettre une erreur de diagnostic.

On a signalé l'existence d'un ganglion dans le tissu cellulaire qui se trouve sur la paroi du pharynx au fond de la cavité parotidienne, Si ce glanglion s'hypertrophie, il refoule la glande. L'erreur, dans ce cas, peut être très facile.

Le tissu cellulaire qui entoure ce ganglion est très dense et peut devenir le siège de lipomes profonds se développant vers l'extérieur et repoussant la glande et les organes compris dans la loge parotidienne.

Enfin, il y a une autre variété de tumeurs développées dans la loge parotidienne. Ce sont des fibromes pouvant se développer dans le tissu cellulaire, très dense et très résistant, occupant un espace triangulaire qui se trouve entre le feuillet profond postérieur de l'aponévrose et le bord antérieur du muscle sterno-mastoïdien.

Les tumeurs de la loge parotidienne sont de deux variétés : elles sont encapsulées ou non encapsulées. Il serait important, avant de prendre le bistouri, de savoir à quelle variété on a affaire. Dans certains cas, ce diagnostic précoce est possible.

Les tumeurs encapsulées sont de nature ordinairement bénigne :

ce sont l'adénome, le sarcome, le chondrome, etc. Ordinairement, ces tumeurs sont mobiles, non adhérentes aux parties profondes ; la peau se détache de leur surface. De plus, leur évolution peut nous aider à en faire le diagnostic. Les tumeurs bénignes sont, en général, lentes dans leur progression ; elles sont parfois stationnaires depuis des années.

En présence d'une tumeur présentant tous ces caractères, il faut opérer.

Du reste, dans ces tumeurs bénignes, l'extirpation totale du néoplasme est très facile, car le plus souvent la tumeur est limitée au groupe ganglionnaire superficiel et reste, au moins en partie, indépendante du parenchyme glandulaire et la glande se trouve refoulée. Beaucoup d'observations publiées autrefois au titre d'extirpation totale de la parotide sont des cas de ce genre. Tillaux cite l'observation d'un jeune Canadien, porteur d'un sarcome récidivé de la région parotidienne qui se présenta à lui pour se faire opérer. Tillaux réséqua la branche montante du maxillaire inférieur et nettoya si bien l'excavation parotidienne que l'apophyse styloïde était à découvert. « Or, ajoute-t-il, ce jeune homme n'avait pas trace de paralysie faciale. Est-ce à dire que j'avais disséqué le nerf afin de le ménager ? Pas le moins du monde, je ne l'avais pas vu au cours de l'opération : c'est donc qu'il avait été refoulé tout à fait en haut de la loge avec la glande tellement atrophiée qu'on aurait pu la croire absente. Je suis convaincu que les prétendues extirpations de la parotide avec conservation du nerf facial sont des cas analogues à celui-là. »

Les tumeurs non encapsulées sont des tumeurs malignes. Elles ne sont généralement pas mobiles, ou le sont peu ; elles adhèrent toujours aux parties profondes. Il est plus difficile de délimiter la zone morbide ; ces tumeurs ont de la tendance à se généraliser. Dans ce cas, l'intervention pourra être parsemée de difficultés et la conduite du chirurgien devra être prudente : elle variera dans les divers cas, avec la forme, le volume, le degré d'extension de la tumeur.

Si la néoplasie ne s'était pas étendue aux parties profondes de la loge parotidienne, aux parois du pharynx, l'extirpation serait possible, à la condition de dépasser largement les limites du mal.

Mais le prolongement pharyngien sera souvent envahi ; dans ce cas, l'extirpation est impossible car la tumeur adhère alors aux gros vaisseaux et aux nerfs, on risque à tout instant de blesser la jugulaire, la carotide interne et les nerfs qui les accompagnent dans le trou déchiré postérieur. On pourrait bien, dans ce cas, essayer d'arracher avec le doigt le prolongement glandulaire, ainsi que le recommande M. Forgue. Mais, le plus souvent, les adhérences seront trop résistantes pour pouvoir être arrachées avec le doigt.

Verneuil avait proposé dans ces cas la ligature préventive de la carotide primitive. Cette question est traitée au chapitre du manuel opératoire. Disons simplement qu'en raison de l'inefficacité de cette ligature préventive et des troubles graves auxquels elle expose le malade, elle est à rejeter.

Par conséquent, les tumeurs malignes, profondes et adhérentes doivent être respectées.

Mais il est bien difficile d'établir ce degré « d'inopérabilité ». Sans doute, il est des cas où l'on ne peut hésiter. Le malade est un fils ou un descendant de cancéreux ; il a vu apparaître, vers l'âge adulte, une tumeur qui a évolué rapidement. Il se présente à nous déjà frappé par la cachexie : il a la teinte jaune paille : nous voyons une tumeur volumineuse, adhérente à la peau, développée du côté du cou : le lobule de l'oreille est refoulé par le néoplasme et le conduit auditif, est aplati au point que le malade a un affaiblissement de l'ouïe. L'articulation temporo-maxillaire est appliquée sur la tumeur, et le tissu conjonctif rétro-maxillaire est envahi ; aussi le malade peut-il à peine écarter les mâchoires. Il éprouve de la gêne de la digestion et de la respiration, due à ce que les vaisseaux carotidiens, les nerfs pneumogastrique et glosso-pharyngien et le pharynx sont comprimés par la tumeur : il est tourmenté par des douleurs très pénibles.

Il est évident que, dans ce cas, pas un chirurgien ne se hasardera à tenter l'opération.

Mais il n'en sera pas toujours ainsi, et il pourra se présenter des malades porteurs de tumeurs peu développées, mais paraissant adhérentes ; rien ne nous autorisera à porter le diagnostic de tumeur maligne, et cependant voilà un malade qui a dans ses antécédents héréditaires des cas de cancer ; il a vu la tumeur se développer assez rapidement. La conduite inspirée, dans ces cas douteux, par l'intérêt du malade nous paraît être la suivante : faire une incision pour se rendre compte de la nature de la tumeur, de ses rapports avec les parties voisines, et agir en conséquence.

Toutes ces considérations nous permettent d'établir ainsi les indications :

Dans les tumeurs mobiles, encapsulées, bénignes, nous intervenons. Pour ce qui est des tumeurs malignes, nous distinguons le cas où ces tumeurs n'ont pas encore gagné les parties profondes de la loge, et celui où elles sont adhérentes de tous côtés, où elles ont envahi toutes les parties voisines. Dans le premier cas, nous ferons une ablation large : dans le second, l'abstention doit être la règle.

Certains chirurgiens ont fait valoir contre l'extirpation de la parotide, le danger qui résulte du grand nombre de vaisseaux à diviser. En effet, des artères pénètrent de toute part dans l'épaisseur de la tumeur ; leur nombre et leur volume se trouvent accrus par le fait de la maladie. La division de l'artère carotide externe, qu'il est à peu près impossible d'éviter, amènera une perte de sang assez abondante pour compromettre la vie de l'opéré.

Cette objection était soulevée par Richter, par Richerand, par Boyer. Elle avait beaucoup de valeur à leur époque. Il est certain qu'avec les moyens d'hémostase bien insuffisants dont on disposait à ce moment, un chirurgien pouvait être effrayé par la pensée qu'il pouvait ouvrir la carotide. Dans les nombreuses observations, rapportées dans la thèse de Bérard, nous avons trouvé parfois le tableau dramatique d'une hémorrhagie survenant pendant l'opération : on se contente parfois de tamponner : les jours suivants l'hémorrhagie reparait.

Aujourd'hui, nous sommes merveilleusement outillés contre l'hémorrhagie, et cet argument ne peut suffire à arrêter l'opérateur. La ligature de la carotide externe pourra toujours être faite.

Ce qui pourrait nous arrêter, c'est la crainte de blesser la carotide interne. En effet, forcipresser la carotide interne si profondément située dans un creux opératoire où le sang jaillit violemment, voilà de quoi émouvoir un chirurgien. Mais les cas où cet accident pourrait arriver se rapportent, en général, à des tumeurs malignes, diffuses, adhérentes, bien développées ; et nous avons déjà dit que nous n'opérions pas ces néoplasmes.

Dans les cas ordinaires, nous n'avons guère à craindre que la blessure de la carotide externe. Mais, nous le répétons, les moyens hémostatiques que nous avons en notre possession nous permettent de parer vite à cet accident.

Enfin, nous pouvons avoir la chance de ne pas blesser la carotide. Nous avons vu que, par une disposition anatomique spéciale, dans laquelle l'artère se creuse une gouttière à la face profonde de la glande, on peut extirper totalement la parotide sans léser ce vaisseau. Pour si exceptionnels que soient ces faits, ils n'en existent pas moins et nous pouvons avoir la chance de rencontrer une disposition semblable.

On a soulevé encore une autre objection contre l'ablation de la parotide : C'est la lésion des nerfs. En effet, nous avons établi que la section du nerf facial est à peu près inévitable : le malade est voué à une paralysie faciale. Mais est-ce là une raison suffisante pour ne pas intervenir ? Quel chirurgien, ayant à choisir entre une opération qui peut sauver son malade et une paralysie assurément fort désagréable, mais non incompatible avec la vie, pourra hésiter ?

Du reste, si on n'intervient pas, le mal va bientôt s'étendre, envahir les nerfs, et on verra alors survenir cette paralysie faciale que l'on voulait éviter. A ce moment, il sera trop tard pour tenter une opération.

La paralysie faciale n'est donc pas une contre-indication, pas plus que l'hémorrhagie.

Ainsi donc, pour résumer ce chapitre, toute tumeur non développée hors de la loge parotidienne est opérable.

———

CHAPITRE IV

Manuel opératoire

L'extirpation de la parotide est une opération difficile.

Il faut, en effet, pour que la guérison soit radicale, enlever toute la tumeur, bien nettoyer la cavité, ne rien laisser du tissu néoplasique.

Quoi qu'on en ait dit, l'extirpation totale est possible; elle a été faite, et nous pourrions en rapporter de très nombreuses observations.

Il est bien certain que, lorsqu'après l'opération on aperçoit le fond de la loge parotidienne, la carotide qui se voit battre, quand on peut pénétrer avec le doigt jusque sur les parois du pharynx, il est sûr, disons nous, que la glande a été enlevée.

Nous allons décrire ici le manuel opératoire le plus habituellement suivi. Il n'y a pas de préceptes généraux à donner; la règle de conduite peut en effet varier pour chaque cas selon la forme, le volume de la tumeur. Plus que pour toute autre opération, le chirurgien doit ici se fier à son inspiration.

L'instrumentation est des plus simples. Un bistouri, une sonde cannelée, une spatule mousse, une pince à dissection, deux écarteurs, une pince de Museux pour saisir et soulever la tumeur, un nombre suffisant de pinces hémostatiques, voilà les instruments nécessaires.

Le malade sera, bien entendu, anesthésié, et sa tête sera maintenue par un aide.

Dans un cas, avant de commencer l'extirpation, Verneuil pratiqua la ligature préalable de la carotide primitive. Cette conduite
avait été suivie avant lui.

Bérard rapporte une observation d'extirpation de la parotide
faite par Stedmann, où on fit d'abord la ligature de la carotide
primitive.

Cette première opération dura cinquante-cinq-minutes. Puis ce
chirugien enleva la tumeur, l'opération dura environ quarante-
huit minutes.

En 1837, Roux (*Gazette des hôpitaux*, 1857) enleva une parotide et lia aussi préalablement la carotide.

Cette question de la ligature préventive fut l'objet d'une longue
discussion, en 1863, à la Société de chirurgie de Paris.

La méthode soutenue par Verneuil fut vivement combattue par
Richet.

La ligature préventive de la carotide primitive est inutile ; elle
ne met pas à l'abri des hémorrhagies. Les nombreuses anastomoses établies entre les branches des deux carotides externes, celles
qui existent entre les vertébrales et les deux carotides internes
doivent promptement ramener le sang.

C'est ainsi qu'à la suite d'une plaie par arme à feu, qui avait
intéressé la maxillaire interne et l'occipitale, Marjolin lia la carotide
primitive : le lendemain, l'hémorrhagie reparut et emporta le
malade. Dans un cas analogue, un malade traité par Giroux
éprouva le même sort.

Tillaux rapporte le cas suivant : Il fit un jour la ligature de la
carotide primitive à un étudiant qui s'était tiré un coup de pistolet
dans l'oreille droite, l'hémorrhagie cessa, mais pour reparaître le
huitième jour, et le jeune homme mourut.

La ligature de la carotide primitive expose du reste le malade à
des accidents cérébraux graves. Richet cite un cas de Langenbeck,
qui perdit un malade au bout de trois heures ; lui-même a lié la

carotide à un malade, il en résulta une hémiplégie qui dura vingt-cinq jours, s'accompagnant de crises d'asphyxie.

Enfin, cette ligature préventive est difficile. Des chirurgiens, et non des moins éminents, puisqu'ils s'appelaient Dupuytren, Roux, Robert, ont lié le pneumogastrique. C'est donc une opération qui peut être longue ; comme l'extirpation de la parotide peut elle-même exiger beaucoup de temps, il s'ensuit que le malade serait soumis à une anesthésie trop longue et à un choc opératoire considérable.

Aussi, aucun chirurgien ne fait la ligature préalable. Il suffit d'avoir un aide qui se tienne prêt à comprimer le vaisseau, si un flot brusque de sang indiquait qu'on l'a ouvert ; on le saisirait aussitôt entre les mors d'une pince. Verneuil lui-même raconte le fait suivant, qui se passa alors qu'il était l'interne de Denonvilliers. « Un jour, dit-il, Denonvilliers extirpa une volumineuse tumeur de la parotide ; à la fin de l'opération, la carotide externe fut ouverte et le sang inonda subitement les assistants. J'appliquai sur-le-champ le doigt sur le tronc de la carotide primitive et la comprimai avec succès à travers les téguments du cou. La perte totale du sang fut minime. Le vaisseau divisé fut lié, et l'incident n'eut pas d'autres suites. »

Nous adopterons cette manière de faire : un aide sera prêt à faire la compression et nous proscrirons la ligature préventive de la carotide, parce qu'elle est inutile et prolongerait l'opération au détriment du malade.

Incision. — La région bien nettoyée, bien rasée, on fera son incision. Une seule suffira si la peau est saine, si la tumeur n'est pas trop volumineuse. Cette incision passera en avant du tragus et du conduit auditif et sera prolongée à un travers de doigt au-dessous du bord inférieur du maxillaire inférieur.

Si la tumeur est volumineuse, si le prolongement massétérin est envahi, une seule incision ne suffira pas : on pourra, dans ce cas, en mener une seconde perpendiculaire à la première, et située parallèlement à l'apophyse zygomatique à un travers de doigt au-dessous. Cette deuxième incision permettra de bien découvrir le prolongement massétérin, le canal de Sténon et le pédicule antérieur de la glande.

On pourra aussi, au lieu d'une seule incision perpendiculaire, en mener deux, une à chaque extrémité de l'incision verticale. S'il y a à la peau un point aminci ou ulcéré, on l'enlève par une ellipse.

L'incision varie du reste avec les chirurgiens et avec les cas opérés. Certains ont tracé deux incisions elliptiques se rejoignant à leurs extrémités, et de la sorte un lambeau de peau a été enlevé. Mais le plus souvent, c'est l'incision verticale qui est adoptée. Il faut la faire descendre assez bas, à quelques centimètres au-dessous de l'angle du maxillaire. En agissant ainsi, il sera facile de découvrir totalement la tumeur et de sectionner entre deux pinces la jugulaire externe.

Dissection de la peau. — La peau est unie à la tumeur par quelques adhérences, que l'on déchire facilement. Il n'y a pas d'hémorrhagie importante à redouter. La dissection s'achève facilement, et on se trouve bientôt, la peau étant écartée, en présence de la tumeur.

Il nous reste à entrer dans la loge parotidienne et à décortiquer la parotide de sa gaine.

Les notions anatomiques données au début vont nous être d'un précieux secours. Le bistouri doit être laissé de côté, car, sauf au niveau du sterno-mastoïdien, la glande n'est rattachée à l'aponévrose que par des adhérences faciles à rompre ; cette circonstance permet de n'employer que la spatule mousse.

C'est d'abord la face antérieure qu'il faut aborder. Or, nous savons que le feuillet superficiel aponévrotique, plus mince que le feuillet profond, envoie des tractus fibreux dans la glande et est par conséquent intimement uni avec elle : nous serons donc obligé

de disséquer imparfaitement cette paroi externe de la glande ;
nous enlèverons l'aponévrose avec elle.

Dissection de la glande. — Il est bon de commencer la dissection
de la parotide par son bord antérieur et son prolongement massétérin. Rien n'est plus facile : le chirurgien peut à ce moment poser
son bistouri ; la glande n'adhère pas, elle est retenue à ce niveau
par un pédicule que forme le canal de Sténon accompagné, sur son
bord supérieur, de l'artère transverse de la face, d'un filet du facial
et d'un certain nombre de veines ; il suffit de saisir ce pédicule
entre deux pinces et de le sectionner. Cela fait, avec la spatule
mousse ou la sonde cannelée, on détache la parotide du bord postérieur du maxillaire : ce temps est très facile, la glande étant séparée
de l'os et des muscles voisins par une couche de tissu cellulaire.

La parotide est donc libérée à sa partie antérieure; son prolongement massétérin peut être basculé, de façon à nous permettre de
voir la face profonde, le bord postérieur de la mâchoire et le masséter.

Nous devons maintenant détacher la glande dans toute sa hau-
teur. Par où commencer ? Evidemment, il est préférable de l'aborder par la partie inférieure, et cela pour plusieurs raisons : On voit
mieux les vaisseaux qui pénètrent dans la glande ; de plus, en
commençant par le haut, on pourrait avoir à lier plusieurs fois le
même vaisseau si on le sectionnait, tandis que, si on dissèque
d'abord en bas, on n'aura qu'à le lier une fois, si on l'ouvre.

Bérard donne encore une raison qui a bien son importance. En
procédant de la sorte, dit-il, « on aperçoit mieux les parties sur
lesquelles doit agir l'instrument, le sang s'écoulant naturellement
vers les parties profondes » .

Tout à fait à la partie inférieure de la plaie, se présente une
veine qui a un volume considérable ; c'est la jugulaire externe.
Nous l'avons déjà liée en faisant l'incision.

Nous avons quelquefois, en avant, une grosse veine formant un pédicule assez volumineux, c'est la veine faciale antérieure; on la saisit entre deux pinces et on la coupe.

Ces deux vaisseaux coupés, avec la sonde cannelée on décolle facilement la parotide de la cloison qui la sépare de la glande sous-maxillaire.

On passe ensuite au bord postérieur. Ici le décollement est moins facile, et il faudra reprendre le bistouri : les lobules parotidiens adhèrent complètement à l'aponévrose du sterno-mastoïdien. Aussi mieux vaut entrer dans la loge du muscle, et rejeter l'aponévrose avec la glande: pour plus de sûreté, on pourra même laisser quelques fibres musculaires adhérentes au feuillet fibreux de la loge.

Pour ne pas blesser l'artère auriculaire, on s'arrête au niveau de la pointe de l'apophyse mastoïde.

La glande est libérée à sa partie antérieure et inférieure; elle peut en partie être soulevée. Nous abordons maintenant les parties profondes; ici commencent les difficultés. Plus que jamais, il faut abandonner le bistouri. Avec les doigts ou l'instrument mousse, il est très facile de décoller la partie de la glande qui est en rapport avec l'aponévrose stylo-digastrique.

Mais nous savons qu'il y a là des organes importants. Derrière l'apophyse styloïde et le muscle stylo-hyoïdien, il y a, au-dessous de l'aponévrose, la jugulaire interne et au dessous d'elle la carotide interne. Fort heureusement, nous avons là un point de repère précieux : c'est l'apophyse transverse de l'atlas qui fait saillie : rappelons-nous bien que le paquet vasculo-nerveux est situé immédiatement en avant de la saillie de cette apophyse ; mettons notre doigt au-dessus, nous pourrons sentir les battements de la carotide interne et éviter par suite de blesser ces vaisseaux.

En avant du muscle stylo-hyoïdien, nous rencontrons bientôt la carotide externe qui pénètre en ce point la loge parotidienne, accompagnée souvent d'une veine volumineuse.

Bérard n'est pas d'avis d'en faire la ligature. « Le doigt indicateur gauche, dit-il, porté souvent dans le fond de la plaie, sert à reconnaitre les battements artériels et à conduire le bistouri du côté opposé à celui où ils se font sentir. Si, malgré ces précautions, on a blessé quelque vaisseau artériel volumineux, ou si on s'aperçoit que cette blessure ne peut être évitée, on fait de suite exercer la compression de l'artère carotide primitive par l'aide qui est chargé de ce soin : on peut alors avec plus de facilité et de confiance, dans l'un comme dans l'autre cas, procéder à la ligature dn vaisseau ».

Nous savons que la carotide externe pénètre en plein tissu glandulaire : le cas est exceptionnel où elle s'applique seulement à sa face profonde et où il est possible de terminer l'ablation de la parotide en ménageant ce vaisseau.

Nous lierons donc le pédicule carotidien et nous le sectionnerons.

M. Forgue conseille de faire la découverte et la ligature préalable de la carotide externe dès le début, en prolongeant en bas l'incision.

Le pédicule carotidien une fois tranché, nous arrivons à la partie supérieure de la loge parotidienne. Il y a ici un nombre assez considérable de vaisseaux qu'on ouvrira sûrement et qu'il faudra forcipresser. On renverse ensuite la glande de façon à voir ses adhérences avec la partie postérieure de l'articulation temporo-maxillaire; ces adhérences doivent toujours être rompues avec la sonde ; avec le bistouri on risquerait fort d'ouvrir l'articulation dont on n'est séparé que par la capsule articulaire assez mince.

Restent encore à ce niveau les vaisseaux temporaux superficiels et profonds, qu'il faudra prendre entre deux fils et trancher.

Au-dessous de l'articulation, la glande parotide est retenue par un pédicule important dans lequel se trouve l'artère maxillaire interne : la glande s'enfonce parfois un peu, derrière la branche du maxillaire, et la dissection en sera peut-être difficile,

Faure indique un procédé qui n'a jamais été employé mai

qui pourrait bien rendre des services, c'est la résection du bord
postérieur du maxillaire. Nous nous contentons de signaler ce
procédé, qui n'a pas encore fait ses preuves mais qui peut donner
beaucoup de jour surtout pendant le décollement de la zone
stylo-ptérygoïdienne et du prolongement pharyngien, qui est certainement le temps le plus délicat et le plus dangereux de l'opération.

La maxillaire interne étant liée et coupée, la parotide est alors
très mobile. On se trouve sur le prolongement pharyngien qui,
nous le savons, n'existe pas toujours : du reste, s'il existe, il
plonge dans une couche assez abondante de tissu cellulo-grais-
seux ; avec le doigt, la sonde cannelée, une pince, il est très
facile de le dégager. Mais ici, plus que partout ailleurs, il faut se
garder de prendre le bistouri, il ne faut s'en servir sous aucun
prétexte à cause de la proximité de la jugulaire interne. Ici, « le
doigt seul travaille avec quelque sécurité, et l'index insinuant
son ongle fait la meilleure besogne. » (Forgue).

La glande ne tient plus que par son bord postéro-supérieur.
En arrière, nous l'avons disséquée jusqu'au niveau de l'apophyse
mastoïde. De la pointe de cette apophyse on remonte vers le haut
jusqu'au cartilage du conduit auditif : la dissection est assez
facile, car on est en plein tissu cellulaire ; en passant, on coupe et
on lie l'artère auriculaire postérieure et les veines correspon-
dantes.

La néoplasie peut avoir envahi le cartilage du conduit auditif ;
le chirurgien est obligé de faire à ce conduit une perte de subs-
tance proportionnée à l'étendue de la lésion organique.

Enfin, la glande ne reste plus retenue que par un pédicule qui
s'enfonce entre la pointe de l'apophyse mastoïde et la base de
l'apophyse styloïde. C'est le pédicule constitué par le nerf facial
qui s'enfonce dans la glande après un trajet extra-cranien de
quelques millimètres. Avec le nerf, il y a une petite artère, la

stylo-mastoïdienne, dont la section donnera une hémorrhagie insignifiante. Ce pédicule est saisi et sectionné.

La glande ne tient plus et se détache. L'extirpation est terminée. On fait les ligatures nécessaires : on s'assure qu'on a bien vidé la loge parotidienne et on fait les sutures de la peau.

Suites de l'opération. — Les suites sont en général simples.

Les premiers jours, les malades éprouvent un certain degré de dysphagie et une gêne des mouvements de la mâchoire. Tout cela disparaît assez vite.

Quelquefois, on observe un peu de toux, de raucité dans la voix, de gêne respiratoire, accidents qui n'ont qu'une durée passagère.

L'hémorrhagie secondaire est assez peu commune. Goyrand eut à la réprimer sur plusieurs de ses opérés ; d'autres auteurs l'ont observée. Mac Clellan eut aussi une hémorrhagie consécutive dans un cas où il avait pratiqué cependant la ligature de la carotide et de la jugulaire internes pendant l'opération.

L'hémiplégie faciale est, avons-nous dit, inévitable. Cependant dans certains cas, la paralysie n'a été que temporaire et plus tard les muscles de la face ont repris plus ou moins complètement leur action. Voici comment Bérard cherche à expliquer ce fait : « Je pense que certaines hémiplégies passagères étaient dues, non à la section du facial, mais simplement à la lésion produite dans son voisinage par suite d'une extirpation partielle. Sur le malade opéré par Béclard, mon frère a observé que le défaut de symétrie de la face, provenant de la section du facial, allait diminuant à mesure que la cicatrice entraînait vers la région parotidienne la joue paralysée. Semblable chose a pu faire croire, dans des cas analogues, à une diminution de la paralysie. »

Nous ne nous étendrons pas sur les suites générales de cette opération. La mortalité immédiate ne peut être élevée ; elle doit même être nulle. Nous ne sommes plus au temps où on redoutait l'érysipèle et l'infection. Si l'opération a été faite suivant toutes les règles d'asepsie et d'antisepsie, le malade doit guérir.

En pouvons-nous dire autant au point de vue des résultats éloignés ? Nous aurions bien voulu fournir une statistique. Malheureusement, les observations sont incomplètes et les auteurs ne nous ont dit que bien rarement ce qu'étaient devenus leurs opérés, quelques mois, quelques années plus tard. C'est là évidemment une lacune que nous regrettons de n'avoir pu combler.

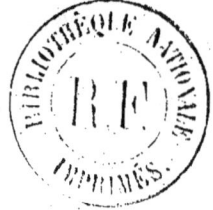

CONCLUSIONS

1° L'extirpation totale de la parotide est possible et indiquée dans les tumeurs bénignes encapsulées, et dans les tumeurs malignes, au début de leur évolution, non encore étendues aux parties profondes de la loge parotidienne.

2° Cette opération nécessite la section de l'artère carotide externe. Les cas dans lesquels cette artère a été épargnée sont exceptionnels : on ne peut les donner comme des exemples d'habileté opératoire ; ils sont dus à une disposition anatomique spéciale.

3° La section du tronc du nerf facial est inévitable, et la paralysie faciale est de règle après l'opération.

INDEX BIBLIOGRAPHIQUE

ACADÉMIE DE MÉDECINE.— Rapport de Malgaigne, 1858.

BÉRARD. — Des opérations que réclament les tumeurs développées dans la loge parotidienne (Thèse de concours, 1841).

BOURGERY ET JACOB. — Atlas d'anatomie.

CRUVEILHER. — Anatomie descriptive.

FAURE. — Etude anatomique sur l'extirpation de la parotide (Gazette des Hôpitaux, 23 mars 1895).

FESTAL. — Les veines de l'orbite et leurs anastomoses (Thèse de Paris, 1887).

FORGUE ET RECLUS. — Thérapeutique chirurgicale.

MECKEL. — Manuel d'anatomie descriptive et pathologique.

PAULET. — Traité d'anatomie topographique.

RICHET. — Anatomie médico-chirurgicale.

SAPPEY. — Anatomie descriptive.

SOCIÉTÉ DE CHIRURGIE DE PARIS. — 7 février 1849.

— Rapport de Maisonneuve, 1851.

— De la ligature préventive des artères, 1863.

TESTUT. — Anatomie descriptive.

TIEDEMANN (Friedrich), — Tabulæ arteriarum corporis humani.

TILLAUX. — Anatomie topographique.

— Cliniques chirurgicales.

TRIQUET. — Archives générales de médecine, 1852, vol. XXIX.

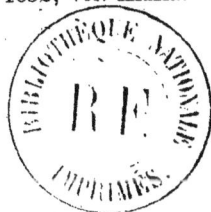

www.ingramcontent.com/pod-product-compliance
Lightning Source LLC
Chambersburg PA
CBHW071756200326
41520CB00013BA/3279